AF343924

RAPPORT

DES

CHEVAUX AU CAMP DE CHALONS.

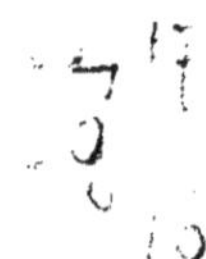

RAPPORT

SUR L'ÉTAT SANITAIRE

DES

CHEVAUX AU CAMP DE CHALONS,

(ANNÉE 1858.)

Par M. GOUX,

VÉTÉRINAIRE PRINCIPAL, CHEF DE SERVICE.

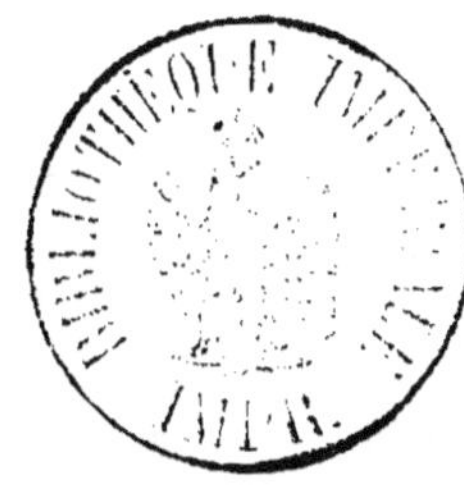

PARIS,

LIBRAIRIE MILITAIRE,

J. DUMAINE, LIBRAIRE-ÉDITEUR DE S. M. L'EMPEREUR,

RUE ET PASSAGE DAUPHINE, 30.

1859

RAPPORT

SUR L'ÉTAT SANITAIRE

DES CHEVAUX AU CAMP DE CHALONS,

(Année 1858)

Dans ce rapport d'ensemble seront traitées des questions très-diverses, mais qui toutes se rattachent plus ou moins directement à la médecine et à l'hygiène vétérinaires ; c'est ainsi que seront successivement passés en revue : 1º la topographie médicale du camp de Châlons ; 2º l'installation des troupes à cheval ; 3º les modes d'attache des chevaux ; 4º leur alimentation ; 5º le travail ; 6º le service vétérinaire proprement dit ; 7º enfin l'histoire pathologique vétérinaire du camp.

Quelques mots sur la topographie médicale.

Le camp de Châlons établi au centre de l'ancienne Champagne, désignée sous le nom caractéristique de Pouilleuse, situé à 14 kilomètres de Châlons-sur-Marne, occupe dans le canton de Suippe une surface de 10,000 hectares et présente un périmètre de 42 kilomètres. Ce vaste terrain, se dirigeant de l'est à l'ouest, en grande partie inculte et essentiellement crayeux, est parfaitement approprié à sa destination. Son sol doux, à la fois résistant, très-perméable, ses plaines légèrement ondulées, dépourvues de fossés, de bois, à l'exception de petits massifs de sapins peu élevés, faciles à traverser et pouvant servir de points de repère très-utiles pour les manœuvres, enfin l'air frais et pur qu'on y respire, sont autant de conditions favorables à l'établissement d'un camp d'instruction, au double point de vue de la stratégie militaire et de la santé des troupes appelées à en faire partie.

Arrosée par plusieurs cours d'eau et principalement par la Suippe, la Noblette, la Vèle et le Cheneu (mais ce dernier, à l'époque du camp de 1858, s'est trouvé complétement tari), cette plaine fournit en abondance une eau très-potable, comme nous le verrons plus loin. La grande perméabilité de son sol, qui préserve des influences nuisibles de l'humidité, sans que pour cela on ait à redouter les effets contraires d'une grande sécheresse, les vents très-vifs qui y règnent constamment et qui tempèrent en partie l'action des fortes chaleurs, en font un séjour des plus salubres, et ce qui le prouve encore mieux que tous les raisonnements, c'est que cette contrée, d'après les traditions les plus anciennes, a toujours été exempte de ces épidémies, de ces épizooties, qui, dans d'autres parties de la France et même de la Champagne, occasionnent de temps en temps de si affreux ravages. D'un autre côté, les expériences de 1857 et 1858 sont venues encore confirmer, en tous points, la vérité de cette assertion et démontrer de nouveau l'excellence du choix qu'on a fait de cette contrée pour l'établissement d'un camp permanent. L'année dernière, en effet, l'état sanitaire des troupes a été des plus satisfaisants. Cette année encore, après un séjour de plus de trois mois, malgré les grandes chaleurs et la sécheresse exceptionnelle des mois de juillet et d'août, malgré les variations de température survenues dans le courant de septembre, malgré enfin la fraîcheur et l'humidité des nuits observées à la fin de septembre et au commencement d'octobre, la santé des hommes et des chevaux s'est toujours maintenue dans d'excellentes conditions. Toutefois, il est bon d'ajouter que si on a obtenu des résultats aussi heureux, on ne doit pas les attribuer exclusivement aux conditions de salubrité inhérentes à la localité, mais bien aussi : 1° à la sollicitude toute particulière de M. le maréchal commandant en chef pour tout ce qui pouvait intéresser le bien-être des troupes, et en conséquence à l'ensemble des mesures hygiéniques prises dans le même but ; 2° à la constitution atmosphérique de l'année qui a été, en général, très-favorable : car si au lieu du temps remarquablement beau qui a régné pendant presque toute la durée du camp, si au lieu de quelques pluies d'orage, il s'était manifesté des pluies froides et continuelles, les résultats évidemment n'eussent pas été les mêmes, selon nous, surtout en ce qui regarde les chevaux exposés au bivouac à toutes les intempéries.

Installation des troupes à cheval.

L'assiette du camp des troupes à cheval était placée sur deux lignes, de chaque côté des rives du Cheneu, entre le Mourmelon-le-Grand et le Mourmelon-le-Petit ; la première ligne se trouvait à la droite du campement des divisions d'infanterie et concourait à former le front de bandière, qui avait six kilomètres d'étendue. Cette ligne, faisant face au sud-est et au quartier général, était occupée par la division de cavalerie.

La deuxième ligne, située à 200 mètres, à peu près, de la rive droite du Cheneu, était constituée par six batteries d'artillerie et par deux compagnies du train des équipages, séparées des premières par les bâtiments de l'administration.

Les dispositions du campement adoptées pour ces deux lignes étaient identiques ; elles consistaient dans deux rangées de tentes de troupe, alternées avec deux rangées de chevaux. Ces rangées étaient parallèles et perpendiculaires au front de bandière. A vingt mètres de celles-ci, et leur faisant face, étaient placées les tentes de MM. les officiers ; puis, plus en arrière encore, s'élevaient, sur deux rangs, les baraques destinées aux mess, aux cuisines, et les baraques propres à loger les chevaux des officiers. Ces dernières, divisées dans leur longueur par une cloison de planches interrompue supérieurement, présentaient deux compartiments dont l'un avait son côté ouvert au sud-est et l'autre au nord-ouest ; de cette manière, les chevaux ne se trouvaient qu'incomplétement garantis du soleil, des pluies et des vents, inconvénient qui a presque toujours été évité au moyen de toiles goudronnées, ou le plus souvent au moyen de paillassons formant cloison incomplète. Avec ces précautions, les chevaux de MM. les officiers se sont trouvés dans de bonnes conditions. Si donc, un jour, on prenait la détermination de baraquer tous les chevaux de troupe, il serait avantageux d'apporter à ces abris les modifications suivantes : ce serait d'établir des baraques à un seul rang, disposées parallèlement les unes aux autres, c'est-à-dire dans l'ordre qui a été adopté pour le campement des pelotons de cavalerie ; la forme à leur donner serait celle de simples appentis, ouverts du côté nord-est, parce que les vents opposés sont ceux qui amènent le plus de pluies et qui soufflent avec le plus de violence ; de cette manière on aurait des abris convenables et dont la construction serait peu dispendieuse.

Le terrain sur lequel les chevaux de troupe reposaient, outre qu'il était très-perméable, avait une inclinaison bien calculée ; il était entouré de rigoles, de petits fossés à pentes adoucies, en sorte que l'écoulement des eaux se faisait avec la plus grande facilité et que les animaux étaient placés sur un sol presque toujours sec, avantage immense dont il est facile de comprendre toute l'importance. Les chevaux, en outre, ont toujours été pourvus d'une bonne litière, qui était levée le matin, entassée pendant la journée, derrière chaque rangée de chevaux, puis replacée au pansage du soir.

A l'arrivée des régiments au camp, il n'existait pas de baraques-infirmeries, ni de hangars pour la forge, de sorte que les animaux atteints de maladies graves restaient comme les autres aux piquets, exposés en plein air, et que les maréchaux ferrants pour forger et ferrer n'étaient nullement abrités; double inconvénient qui, dès le principe, a nécessité de vives réclamations de la part des vétérinaires, réclamations qui ont été fortement appuyées par les chefs de corps et le vétérinaire principal près de M. le maréchal commandant en chef, qui en a de suite parfaitement apprécié la justesse. Mais, comme la construction de ces baraques et forges avait été déjà décidée et avait déjà même reçu un commencement d'exécution, Son Excellence n'a eu qu'à insister pour que ces travaux fussent poussés avec la plus grande activité, et que même on établît de suite des hangars de forge provisoires; en sorte que dans le courant du mois d'août chaque régiment a eu sa baraque-infirmerie et son hangar de forge, à l'exception cependant de l'artillerie et du train qui n'ont pu en prendre possession que dans le mois de septembre. Les baraques-infirmeries affectaient les mêmes dispositions que celles destinées aux chevaux des officiers; seulement elles étaient complétement fermées; de la contenance de seize places, elles ont suffi largement aux exigences du service.

Enfin, tout à fait derrière chaque régiment de cavalerie, et en avant de l'artillerie et du train, sur les deux rives du chemin, se trouvaient des auges en bois de 25 à 30 mètres de longueur, lesquelles étaient alimentées par trois pompes très-faciles à manœuvrer, et ayant toujours fourni la quantité d'eau nécessaire à abreuver les chevaux. Ces pompes aboutissaient à des puits qui, malgré une sécheresse exceptionnelle, n'ont jamais tari; du reste, il sera de nouveau question de ces puits, lorsqu'on parlera plus spécialement des eaux.

Modes d'attache mis en usage au camp.

Tout d'abord, deux modes d'attache ont été utilisés par les troupes à cheval.

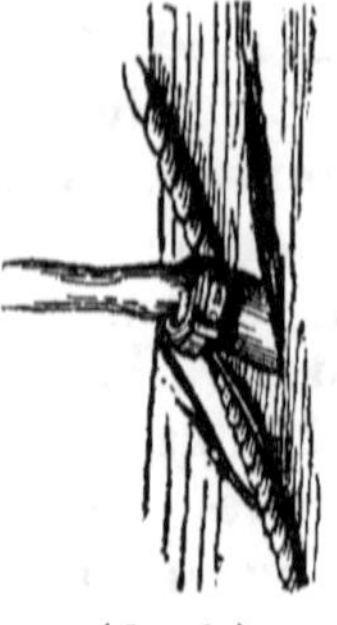

Le premier (*fig.* 1) consistait en une corde plus ou moins tendue, maintenue sur le sol par des piquets placés de distance en distance, et à laquelle les chevaux étaient attachés au moyen de l'entrave ordinaire à anneau fixe. Ce mode aussi simple que possible, comprenant des pièces légères et faciles à transporter, offre cependant des inconvénients assez grands qui ont été déjà maintes fois constatés : il donne aux chevaux trop de liberté

(*fig.* 1.)

de mouvements, et leur permet de se traverser, de se replier sur eux-mêmes, avec la plus grande facilité ; alors, il arrive que dans ces déplacements, indépendamment des coups de pieds, des tiraillements des articulations, les animaux se prennent fréquemment les pieds de derrière dans la corde et se blessent au paturon ; mais disons-le de suite, ces blessures, véritables enchêvetrures, étaient le plus souvent assez légères, et toujours relativement moins profondes que celles déterminées par l'autre système, comme du reste, l'a très-bien fait observer le vétérinaire du 9° régiment de chasseurs qui seul, dès le principe, a eu recours, à ce moyen ; néanmoins, M. le colonel d'Ambry n'a pas tardé à s'apercevoir avec nous que ce système était susceptible de modifications très-avantageuses : ainsi il a pensé, et nous sommes complétement de son avis, que si à l'entrave ordinaire, dont le lien d'attache en corde ou en cuir se tord très-facilement, étreint fortement le paturon, le blesse, lorsqu'il ne se brise pas, on substituait l'entrave d'Afrique à tourillon mobile, une partie des inconvénients de ce système disparaîtraient ou seraient considérablement atténués ; assertion, du reste, qu'il a été possible de vérifier par une simple expérience. En

effet, sur la demande de M. le maréchal commandant
en chef, l'administration de la guerre a fait confectionner à Saumur, cinquante entraves à tourillon mobile,
qui ont été mises en expérience au 9ᵉ régiment de chasseurs (*fig.* 2), et voici ce qu'on a observé :
c'est que si, avec ces entraves, les accidents
étaient relativement beaucoup moins fréquents, celles-ci, n'étant pas conformes au
modèle d'Afrique, étant du reste mal confectionnées et très-peu solides, attendu que le
tourillon rivé très-étroitement entre les deux
épaisseurs de cuir du corps de l'entrave s'ar-
rachait très-facilement, ont été mises promptement hors de service, et on a bientôt reconnu qu'à cause de cela, elles étaient complétement impraticables. Aussi, M. le colonel d'Ambry, en faisant connaître à M. le
maréchal le résultat de cette expérience,
a-t-il cru devoir soumettre à l'appréciation
de Son Ecellence, le véritable modèle d'Afrique (*fig.* 3), avec prière de le faire parvenir

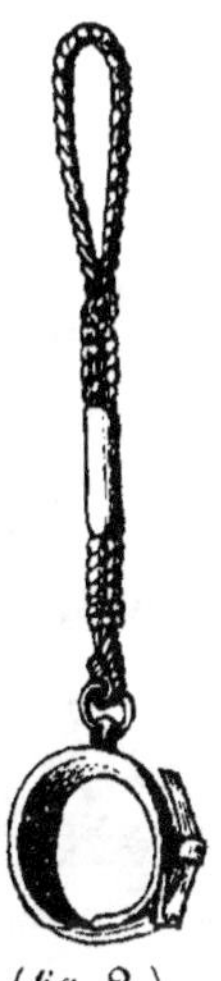

(*fig.* 2.)

à l'administration de la guerre, pour que, si
on le jugeait convenable, on en fît faire de
semblables, et on les mît de nouveau en expérience. Cinquante entraves de ce nouveau
modèle ont été effectivement confectionnées
par les soins de l'administration de la guerre,
et envoyées au camp pour y être essayées au
3ᵉ régiment de hussards. Le résultat de ces
essai a été tout d'abord satisfaisant ; mais
on ne doit pas le considérer comme étant
concluant ; parce que l'expérience n'a pu
durer que quelques jours, et qu'elle a eu
lieu, sur des animaux depuis longtemps habitués à ce mode d'attache.

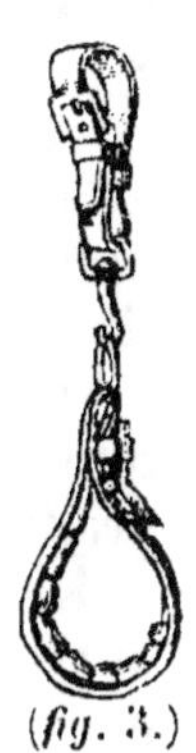

(*fig.* 3.)

Tout en reconnaissant les avantages incontestables
qu'il y aurait à substituer cette entrave à celle que le
campement met ordinairement à la disposition des
corps, nous croyons que cela ne suffirait pas pour ren-

dre ce mode d'attache parfaitement utilisable ; il res-
terait toujours le grave inconvénient de la corde flot-
tante, inconvénient qu'on éviterait, selon nous, complétement, si au lieu d'attacher l'entrave à la corde,
comme cela a toujours eu lieu, on la fixait à un piquet
en bois, enfoncé profondément dans le sol, et portant
sur les côtés de son extrémité libre, trois anneaux maintenus solidement au moyen d'une virole en fer. A l'un
de ces anneaux serait attachée l'entrave ; les autres ser-
viraient à relier les piquets entre eux, au moyen de
cordes goudronnées ou, mieux encore, faites en crins ou
en poils de chameau, ce qui les rendrait moins attaqua-
bles par l'humidité. Ces cordes, longues de 1^m 10^c à 1^m
20^c, seraient pourvues à leur extrémité d'olives en
bois, qui passées dans les anneaux des piquets, ren-

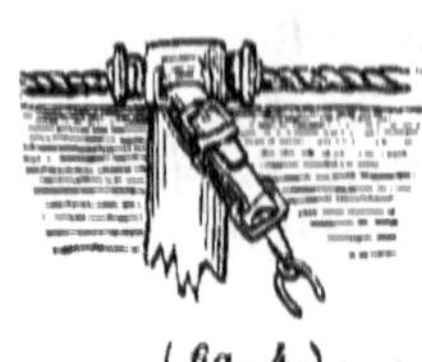

(*fig. 4.*)

draient ces derniers solidaires les uns
des autres, absolument comme s'il y
avait une corde unique (*fig.* 4). De
cette manière on aurait un mode
d'attache très-simple, peu coûteux,
parfaitement transportable, et présentant de grandes garanties de sé-
curité ; les cavaliers, au besoin, pourraient les conserver
avec eux, et avoir aussi tout ce qui leur serait nécessaire pour faire bivouaquer leurs chevaux, dans toutes
les positions où ils pourraient se trouver. Telle est, du
moins, l'opinion que nous avons soumise à l'appréciation de M. le maréchal Canrobert, et que nous croyons
devoir encore reproduire dans ce rapport, persuadé
que ce mode d'attache ainsi modifié rendrait de
grands services en campagne.

Dans le deuxième système d'attache, utilisé au camp,
outre la corde ci-dessus, qui sert à fixer les chevaux
par l'entrave, il existe une rangée de piquets établis
à 70 centimètres en avant de la corde et à chacun des-
quels les animaux sont attachés par la longe. Ce mode
d'attache offre bien quelques avantages incontestables,
mais il présente aussi de sérieux inconvénients. Ses avantages sont de limiter les mouvements du cheval, de

l'empêcher de se traverser et de se prendre aussi souvent dans la corde; ensuite les fourrages, avec ce système, sont mieux préservés du piétinement des chevaux, et conséquemment, moins exposés à être foulés et perdus. Mais si les blessures sont évidemment moins fréquentes qu'avec le premier mode non modifié, elles sont par contre beaucoup plus graves, par cela même que les chevaux, une fois pris dans la longe ou plutôt dans la corde, ne peuvent que difficilement se débarrasser, limités qu'ils sont dans leurs mouvements; les chutes, dans ce cas, sont faciles et dangereuses. Les compagnies du train, l'artillerie et le 2ᵉ régiment de hussards, ont toujours fait usage de ce moyen, comme leur paraissant préférable au premier. Cependant, ils ont eu, dans le principe, autant d'animaux indisponibles que les autres régiments, et certainement plus de gravement blessés. Le 2ᵉ régiment de chasseurs et le 3ᵉ de hussards, qui y avaient eu d'abord recours, y ont bientôt entièrement renoncé, pour donner la préférence au mode d'attache par l'entrave seulement, et ils n'ont eu qu'à se louer de cette détermination. M. le colonel de Kersalon, du 3ᵉ de hussards, ne s'est même décidé à utiliser ce dernier mode, qu'après avoir expérimenté comparativement les deux systèmes et en avoir parfaitement apprécié les résultats relatifs; ce n'est que lorsqu'il lui a été démontré par des faits positifs, par des chiffres, que le mode d'attache par l'entrave seule offrait les plus grandes garanties de sécurité, qu'il lui a donné la préférence.

Quel qu'ait été cependant le moyen employé, on a reconnu que si, dans les premiers jours, les accidents étaient fréquents, ceux-ci diminuaient sensiblement, à mesure que les chevaux s'y habituaient davantage; de sorte, qu'en dernier lieu, ils étaient devenus relativement assez rares, et surtout beaucoup moins graves. Ce qui explique pourquoi tous les colonels ont persisté dans le choix qu'ils avaient primitivement fait. Mais tous aussi, se sont bien vite aperçus qu'une grande précaution à prendre, dans l'emploi de l'un ou l'autre de

ces modes, c'était 1° de veiller à ce que tous les piquets fussent enfoncés le plus possible en terre, de manière qu'ils ne dépassassent que très-peu le niveau
du sol ; faute de cette précaution, les chevaux, en se
couchant ou en tombant, étaient exposés à de graves
blessures ; 2° de s'assurer souvent que la corde était suffisamment tendue et parfaitement appli-
quée sur le sol, autrement, les enchevêtrures
des pieds de derrière étaient très-faciles.

Néanmoins, en présence des divers accidents déterminés par ces deux moyens d'attache, presque tous les vétérinaires ont émis
cette opinion, que le meilleur système à
adopter dans un camp d'instruction serait
de tendre une corde à hauteur du poitrail
des chevaux, au moyen de piquets solidement enfoncés en terre, et présentant à leur
tête des œillets, dans lesquels passerait la
corde. Les chevaux, attachés à cette corde
avec la longe, auraient toutes les facilités de
manger leur ration, de se coucher, et ils ne
seraient plus exposés aux enchevêtrures de
la corde, aux blessures de l'entrave, aux tiraillements articulaires, aux chutes, etc., etc.
Cette opinion que nous partageons complétement et qui, en 1857, a été émise déjà
par plusieurs vétérinaires de la garde, ne
renferme pas une idée nouvelle, attendu,
qu'à différentes époques, elle a été exploitée,
mais nous la croyons juste et hors de toute
contestation, surtout depuis l'expérience qui
vient d'être faite au camp de Châlons, d'un
procédé entièrement semblable, sur la division de dragons, appelée en dernier lieu à
participer aux grandes manœuvres.

Ce procédé, sur l'application duquel l'administration de la guerre avait rédigé préa-
lablement des instructions spéciales, con-
siste (*fig.* 5) :

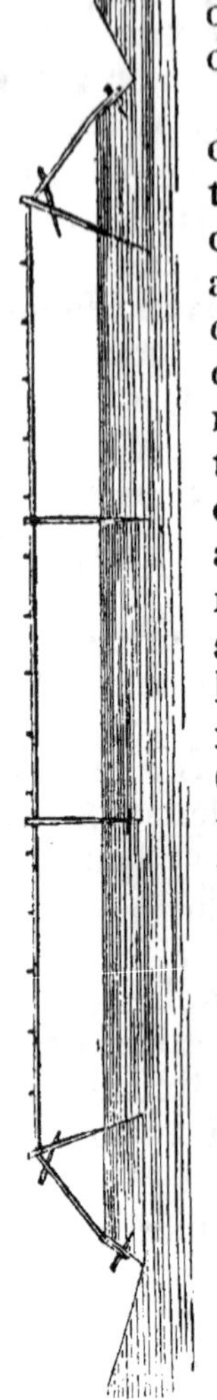

(*fig.* 3.)

1° La ligne étant donnée et tracée sur le sol, à creuser quatre trous ayant un mètre de profondeur ; le premier à trois mètres de distance du front de bandière ; le deuxième, à 5^m 55^c du premier ; le troisième, à 5^m 50^c du deuxième ; et le quatrième, à 5^m 55^c du troisième.

2° A placer dans ces trous les quatre piquets grands, dits de supports, savoir : les deux du milieu verticalement et les deux des extrémités penchés en dehors, de manière à former avec la verticale un angle de 25 degrés. Ces piquets étant posés de manière que leur repère métrique affleure le niveau du sol, à reporter autour de chacun d'eux la terre provenant des trous, et à la pilonner avec soin par couche de 20 centimètres, soit au maillet, soit par tout autre moyen.

3° A creuser ensuite à 1^m 90^c en avant, et dans l'alignement des piquets des extrémités, une tranchée à section triangulaire de 40 centimètres de largeur, 60 centimètres de profondeur, et 1^m 10^c de longueur ; à enfoncer au maillet le piquet moyen d'attache, au milieu de l'escarpement de cette tranchée, et perpendiculairement à cet escarpement, jusqu'à une profondeur de 0^m 50^c à 0^m 60^c.

Pour placer la corde, on passe l'œillet pratiqué à chacune de ses extrémités, dans l'œil elliptique ouvert à la partie supérieure de chaque piquet de support ; on la passe ensuite autour des piquets d'attache, et on accroche les œillets, dont il est parlé plus haut, aux extrémités des piquets de support. On passe enfin les billes entre les deux brins formés alors par la corde, et on tourne les leviers, espèce de tourniquet, jusqu'à ce que cette corde ait acquis le degré de tension convenable. On attache, au moyen de la guinde dont ils sont pourvus, un bout de ces leviers au piquet de support, et l'appareil est complétement monté.

Cet appareil est affecté à un peloton de 30 chevaux attachés de chaque côté, tête à tête.

Eh bien ! après plusieurs jours d'essais de ce procédé, il a été parfaitement constaté qu'il n'y avait pas de comparaison à établir entre ce système et les deux que nous avons précédemment décrits. Les chevaux s'y sont de suite parfaitement habitués, ils n'ont eu aucune des blessures que nous avons signalées, à l'exception de quelques prises de longe sans aucune gravité, et de plusieurs coups de pied, toujours inévitables, lorsque les chevaux ne sont pas barrés.

Cependant, ce système, tel qu'il a été employé, offre certains inconvénients assez grands : ainsi, les chevaux attachés, tête à tête à une seule corde, sans doute pour que les efforts qu'ils pourront faire sur cette corde, agissant en sens opposé, se détruisent en partie, les chevaux, disons-nous, se mordent, se tracassent, d'où résultent des blessures, des coups de pied fréquents ; de telle sorte que des colonels ont cru devoir n'utiliser qu'un des côtés de la corde. D'un autre côté, le moyen indiqué pour tendre la corde est très-défectueux; car s'il permet une première fois d'en obtenir, avec peine, une tension convenable, cette corde, en raison de ses propriétés hygrométriques, reste plus ou moins tendue, en sorte qu'il est indispensable de la desserrer chaque soir, à cause de l'humidité de la nuit, et chaque fois qu'il pleut, de la resserrer chaque matin, et chaque fois que la chaleur l'a fait distendre ; alors, c'est tout un travail qui nécessite la présence de tous les hommes, attendu qu'à cause de la manière dont sont fixées les longes, celles-ci doivent être détachées pendant l'opération, autrement entraînées par le mouvement de torsion imprimé à la corde par le tourniquet, elles s'enrouleraient autour de cette dernière, et les chevaux n'auraient plus assez de liberté de longe pour pouvoir manger à terre leur ration et se coucher. Enfin, si on laisse les tranchées béantes, il y a danger de chute pour les chevaux des extrémités ou pour ceux qui peuvent s'échapper, si, au contraire, le système une fois établi, on comble les tranchées, il devient très-difficile de tendre la corde, et la partie de celle-ci qui est enterrée est bientôt détériorée par l'humidité et mise hors de service.

Tous les inconvénients, qui ont été signalés, pourraient être, selon nous, parfaitement évités, au moyen de modifications très-simples et peu coûteuses.

Ainsi : 1° au lieu de faire passer la corde autour des piquets d'attache, pour ensuite venir la fixer par son œillet à la tête des piquets des extrémités, si on plaçait autour des piquets d'attache une chaîne en fer, assez longue pour dépasser le niveau du sol et terminée par un anneau, si on reliait les extrémités de cette chaîne et de la corde par un petit système à double poulie, analogue à une moufle, on pourrait d'abord sans inconvénient combler les tranchées, et ensuite tendre et détendre à volonté la corde, sans produire aucun dérangement, ni pour les hommes ni pour les chevaux ; les hommes de garde seuls suffisant largement pour cette opération.

2° Si, au lieu d'établir un seul appareil pour un peloton de 30 chevaux, on en plaçait deux parallèlement à 1^m 50^c de distance, en ayant soin de relier les piquets entre eux, par des cordes transversales, de manière à les rendre solidaires les uns des autres, on éviterait aussi le très-grave inconvénient inhérent à l'attache tête à tête de deux rangées de chevaux à une même corde, tout en utilisant pour la solidité du système, les tractions opposées, opérées par les chevaux de chaque rang (*fig.* 6).

En résumé, de tous les essais qui ont été faits au camp de Châlons, en 1858, il résulte, pour nous, d'une manière évidente : 1° que pour un camp permanent d'instruction, où on désire que les chevaux soient exposés au bivouac, à toutes les intempéries de l'atmosphère, le meilleur système d'attache est sans contredit celui qui a été expé-

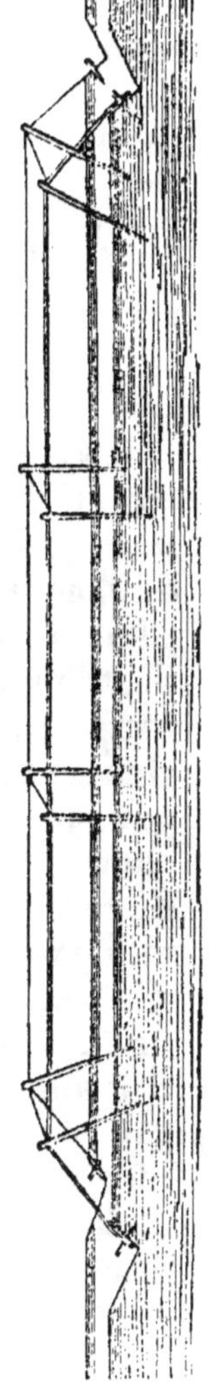

(*fig.* 6.)

3

rimenté dans la division de dragons, à la condition toutefois qu'il sera modifié dans le sens que nous avons
indiqué ; '

2° Qu'en campagne, au contraire, où les exigences
sont bien différentes, où tous les objets qu'on doit utiliser doivent être aussi transportables que possible, le
mode d'attache par l'entrave d'Afrique, fixée à des piquets reliés entre eux, par des cordes de 1 mètre 20
centimètres, serait préférable à tous les autres systèmes
pour toutes les raisons que nous croyons avoir suffisamment exposées plus haut.

De l'alimentation des chevaux et des eaux.

Les substances alimentaires, livrées aux distributions,
ont été l'avoine, la farine d'orge, le foin avec ou sans
mélange de fourrage artificiel, et la paille. La quantité
de chacune de ces denrées a été constamment la même,
pendant toute la durée du camp ; seulement, des modifications ont été, dès le principe, apportées à la ration
réglementaire, dans ce sens que, vu la rareté et la
cherté du foin, la moitié de celui-ci a été convertie en
une quantité équivalente d'avoine, excepté pour les
chevaux du train qui ont conservé leur ration entière
de foin, bien qu'ils eussent bénéficié aussi de l'augmen-
tation de la ration d'avoine. Disons de suite, en outre,
que cette substitution, comme on aurait pu le craindre, n'a déterminé aucun effet fâcheux sur la santé des
chevaux ; tous, mais surtout ceux de la division de cavalerie légère, en ont, au contraire, éprouvé un grand
bien : car, malgré un travail soutenu, parfois fatigant,
malgré de fortes chaleurs et longtemps prolongées, ils
ont conservé un embonpoint satisfaisant, une énergie
et une vigueur remarquables.

Avoine.

L'avoine a été généralement de bonne qualité, bien
que petite et assez légère, puisque son poids n'a jamais

dépassé **46** kilos l'hectolitre. Cette avoine, provenant des environs, très-propre, très-sèche, sans odeur et entièrement dépourvue, d'abord de corps étrangers, était très-appétée par les chevaux. Cependant, dans le courant de septembre, cette denrée s'est trouvée de moins bonne qualité ; elle contenait, dans d'assez fortes proportions, des graines de gesse, de vesce et surtout de féverole qui, nous l'avons constaté, entraient pour un dixème dans la ration. Comme cette dernière graine, bien qu'assez nourrissante par elle-même, était très-dure, peu du goût des chevaux qui la laissaient au fond de la musette, ou l'avalaient sans la mâcher, ce qui diminuait d'autant la ration, nous avons cru devoir en faire l'objet d'une réclamation près de M. le maréchal commandant en chef et près de M. le sous-intendant militaire, qui de suite donna des ordres aux préposés des fourrages, pour que ceux-ci fussent très-sévères dans la réception de ces avoines ainsi mélangées, et qu'ils prissent dès ce moment toutes les dispositions nécessaires pour que l'avoine des distributions fût complétement dépourvue de féveroles, ce qui fut scrupuleusement exécuté.

Farine d'orge.

La farine d'orge n'a été qu'exceptionnellement distribuée, soit aux chevaux malades, soit aux chevaux d'escadrons dont l'état de santé réclamait impérieusement cette modification dans leur régime, surtout à l'époque des grandes chaleurs. Cette substance, qui a toujours été de première qualité, était donnée en barbotages concurremment avec le son, dans de petits augets que le génie, sur notre demande, avait mis à la disposition des corps, à raison de deux par escadron, batterie ou compagnie.

Foin.

Les foins, pendant la plus grande partie de la durée du camp, ont été tirés des prairies élevées et d'exposition moyenne du département de la Marne ; ils ont toujours été d'excellente qualité : composés en grande partie de graminées et de légumineuses, ils affectaient une teinte d'un vert foncé ; leurs tiges, garnies de leur feuilles, étaient fines, souples et parfaitement conservées ; leur odeur était agréable, légèrement aromatique et leur saveur douce et sucrée ; en un mot, ils constituaient une très-bonne nourriture que les chevaux appétaient beaucoup.

Dans les derniers temps, à partir du 15 septembre à peu près, les approvisionnements de ces fourrages étant épuisés, il fut livré aux distributions des foins provenant du département de la Meuse, également très-bons, très-nourrissants peut-être, malgré leurs tiges plus grosses, plus longues et plus pâles de couleur; mais presque toutes les plantes qui entraient dans leur composition étaient de bonne nature et rangées parmi celles qu'on considère généralement comme les plus nutritives.

Le sainfoin dont le magasin était aussi approvisionné, mais dans d'assez faibles proportions, a été utilisé seulement pour les chevaux du train, et il est entré pour un tiers dans la ration. Cette mesure a été prise sur l'observation que nous avons faite à M. le sous-intendant militaire, que puisque les ressources ne permettaient pas d'en faire bénéficier tous les corps de troupe à cheval, il était préférable de réserver exclusivement cette denrée aux chevaux du train des équipages, qui supportaient généralement de plus grandes fatigues, et à ceux surtout de la 1re compagnie dont l'état de santé exigeait une alimentation aussi substantielle que tonique.

Immédiatement après la récolte de 1858, M. le maréchal commandant en chef nous consulta, pour savoir si, vu la pénurie du foin ancien, on pouvait sans inconvénient utiliser de suite le foin nouveau, et dans l'affirmative, quelle devrait être la progression à suivre pour arriver sans transition trop brusque à remplacer entièrement le premier par le second. Nous répondîmes qu'il était aujourd'hui expérimentalement démontré qu'on pouvait non-seulement comprendre de suite le foin nouveau dans la ration pour une proportion assez forte ; mais même le substituer brusquement au foin ancien, sans que pour cela on ait à redouter le plus petit accident. Alors, de ce moment, le foin nouveau entra pour un tiers dans la ration: sept jours plus tard, pour deux tiers, et le 11 août, les chevaux ne reçurent plus que du foin nouveau. Eh bien ! cette mesure, qu'on pourrait appeler anti-réglementaire, n'a donné lieu à aucun des accidents attribués autrefois à l'ingestion dans l'estomac de foins nouvellement récoltés, et les animaux continuèrent à jouir de la meilleure santé.

Si nous avons mentionné cette espèce d'infraction au règlement, imposée du reste par une absolue nécessité, c'est pour qu'elle fût une nouvelle confirmation des résultats fournis par les expériences faites, en 1856, dans plusieurs régiments de cavalerie, et qui toutes ont démontré que le foin nouveau longtemps donné avant l'époque prescrite par le cahier des charges n'exerçait aucune action funeste sur la santé des chevaux, et qu'en conséquence, on pouvait désormais, sans aucune crainte, y avoir recours toutes les fois que son emploi immédiat serait réclamé par suite de circonstances exceptionnelles.

Paille.

La paille récoltée, en 1857, et distribuée jusqu'au commencement de septembre 1858, a toujours été excellente et n'a jamais donné lieu à la plus petite réclamation : ses tiges, de moyenne grandeur, étaient d'un jaune pâle et parfaitement conservées, malgré les plantes fourragères qui s'y trouvaient mélangées et qui augmentaient encore ses propriétés nutritives. Il n'en a pas été de même de la paille nouvelle ; car tous les vétérinaires n'ont pas tardé à se plaindre, dans leurs rapports de quinzaine, que cette substance était bien inférieure à la première, et qu'elle était le siége d'une altération qui en modifiait singulièrement les qualités nutritives, lui donnait une teinte grise noirâtre, et communiquait à un grand nombre de bottes une odeur de moisi très-prononcée ; ils ajoutaient ensuite qu'il était à craindre que cette altération, généralement bornée aux feuilles enveloppant les tiges, ne gagnât de proche en proche les parties les plus profondes, et ne finît par donner à cette substance des propriétés malfaisantes et d'autant plus nuisibles, que les chevaux, privés d'une partie de leur ration de fourrage, la mangeraient quand même. Cette plainte en effet était fondée ; nous avons pu nous-même nous en assurer plusieurs fois et notamment dans une visite que, sur l'invitation de M. le sous-intendant militaire, nous fîmes au magasin à fourrages, où il nous a été facile de constater que toute la paille nouvelle affectait une couleur grise, d'autant plus foncée, qu'elle était restée plus longtemps au contact de l'air, et que si, en général, la moisissure n'était qu'extérieure, plusieurs bottes nous ont paru être plus profondément attaquées, non-seulement en ce que les tiges participaient à l'altération des feuilles, mais aussi en ce que leurs nœuds étaient envahis par des insectes qui en avaient enlevé toutes les parties assimilables. Il était donc évident pour nous, comme du reste nous avons eu soin d'en informer M. le maréchal commandant en chef, que cette paille qui, à cette époque, pouvait être encore donnée impunément aux chevaux, à cause surtout de la grande quantité de grains de blé restant dans les épis, deviendrait, sans aucun doute, après un plus long séjour dans les magasins de l'État, tellement mauvaise, que son usage devrait en être complétement interdit.

Mais, comme il était impossible à l'administration des vivres de se procurer d'autre paille nouvelle, attendu que la localité n'en possédait pas de meilleure, M. le sous-intendant, tenant compte de ces observations, a pris la sage détermination de faire acheter toutes les pailles anciennes qu'on pourrait encore trouver, afin de diminuer d'autant, à chaque distribution, la quantité de cette nouvelle substance. Ensuite, il a recommandé aux employés des fourrages de mettre de côté toutes les bottes qui seraient trop profondément altérées, et celles que MM. les officiers de distribution reconnaîtraient comme absolument mauvaises.

Quoi qu'il en soit, par suite de ces simples précautions, on n'a pas eu à signaler un seul accident qu'on pût spécialement attribuer aux mauvaises qualités de la paille nouvelle.

Des eaux.

Les eaux, qui ont servi à abreuver les chevaux étaient, comme nous l'avons déjà dit, fournies par des pompes aboutissant à de nombreux puits creusés à peu de distance du campement, sur les deux rives du chemin. Ces eaux proviennent d'une infiltration pluviale qui imbibe d'abord la terre végétale, traverse ensuite la couche crayeuse, et arrive enfin à une profondeur variable, mais ne dépassant pas généralement de 10 à 15 mètres, pour former une nappe d'eau assez abondante pour entretenir tous les puits dont nous avons parlé, sans jamais les laisser à sec, malgré la grande sécheresse qui règne depuis deux ans dans ce pays.

Cette eau est de très-bonne qualité ; claire, limpide, fraîche, inodore, agréable au goût, elle cuit très-bien les légumes ; quelquefois, elle est un peu trouble par la suspension d'une certaine quantité de carbonate de chaux en excès ; malgré cette surabondance de ce sel calcaire, les chevaux la boivent avec plaisir, et ils n'en ont jamais éprouvé la plus petite indisposition.

A l'analyse chimique, on y constate de grandes proportions de carbonate de chaux et de très-petites quantités d'acide sulfurique ; en conséquence, elle n'est nullement séléniteuse, comme on l'a prétendu l'année dernière, ce qui explique ses propriétés éminemment digestives, car la présence des carbonates calcaires, loin de les rendre lourdes et indigestes, semble être un adjuvant précieux pour les digestions, et ce qui le prouve, c'est que les hommes et les chevaux peuvent boire des quantités considérables de cette eau, sans en être indisposés, même lorsqu'elle est non-seulement saturée de ces sels, mais qu'elle en contient encore en suspension.

Du Travail.

A l'exception des chevaux de la première compagnie
du train des équipages qui ont dû suffire, depuis la
création du camp, aux travaux nombreux et incessants
nécessités par les besoins du génie, le travail, en 1858,
a été réparti pour tous les autres chevaux, de la manière la plus régulière et la plus intelligente et, s'il a
dû être subordonné aux exigences de l'instruction et
des différents services, il n'a jamais dépassé cependant
les limites d'une sage appréciation des fatigues que les
chevaux peuvent supporter impunément.

Les petites manœuvres de régiment, de brigade et
de division ont été exécutées d'une manière progressive,
et elles ont toujours eu lieu à des heures convenables
de la journée, c'est-à-dire le matin, quand les chaleurs
étaient fortes, et entre les deux repas, lorsque la température est devenue modérée ; leur durée n'a pas été
au delà de trois heures, encore y a-t-il eu toujours un
repos d'une demi-heure. Ces manœuvres constituaient
plutôt, pour les chevaux, un exercice favorable à leur
bon entretien, qu'un travail fatigant.

Les grandes manœuvres qui ont eu lieu d'abord
deux fois par semaine, puis trois fois, à des heures va-
riables aussi, suivant la constitution atmosphérique,
duraient de cinq à six heures environ, compris un repos au moins d'une heure. Les mouvements de la cavalerie, tout en répondant parfaitement aux exigences
du rôle qui incombe à cette arme dans ces manœuvres,
s'exécutaient avec ensemble et une grande modération,
les charges même, sur la recommandation expresse de
M. le maréchal, étaient très-courtes, de 300 à 400 mètres au plus ; aussi n'a-t-on eu à signaler que de très-
rares accidents, sans grande gravité. Il en a été de
même pour l'artillerie ; une seule fois cependant, pendant une grande manœuvre, faite par une température très-élevée, mais imprévue, deux batteries surtout ayant eu à parcourir, à des allures très-vives, des

distances assez grandes, 1000 à 1200 mètres, plusieurs chevaux ont été pris de chaleur et ont été atteints de congestions pulmonaires, de paraplégie, quatre en sont morts dans les vingt-quatre heures qui ont suivi la manœuvre.

Le travail imposé aux chevaux du train était sans doute plus fatigant et plus prolongé ; mais dirigé et surveillé avec intelligence, et consistant particulièrement dans le transport de charges généralement très-modérées, fait presque toujours à l'allure du pas, il n'a pas exercé d'action funeste sur la santé des animaux ; du reste, ceux-ci recevaient un supplément de ration bien suffisant pour réparer les pertes plus grandes qu'ils faisaient. Il est bien entendu que, dans cette dernière appréciation, nous exceptons les chevaux de la première compagnie, qui, précédemment et par ailleurs, avaient supporté de très-grandes fatigues dont les effets fâcheux se sont manifestés seulement pendant la durée du camp. Nous reviendrons encore plus longuement sur cette circonstance exceptionnelle.

Service vétérinaire proprement dit.

Dans les corps de troupe à cheval, le service vétérinaire a été assuré, pour chaque régiment de cavalerie, par un vétérinaire et un aide ; pour chaque batterie d'artillerie et compagnie du train, par un aide seulement.

Indépendamment de la direction spéciale de l'infirmerie, chaque chef de service établissait deux rapports journaliers faisant connaître les mutations et accidents survenus dans les vingt-quatre heures ; l'un de ces rapports était destiné au colonel du corps, l'autre était envoyé à l'état-major général, pour être remis au vétérinaire principal qui, de cette manière, était, jour par jour, très-exactement informé des mouvements des infirmeries·

Tous les quinze jours, les vétérinaires adressaient, en outre, à l'état-major général, un rapport dans lequel ils consignaient toutes les observations faites pendant cette période de temps sur l'hygiène et la médecine vétérinaires. Ce rapport était également envoyé au vétérinaire principal qui en faisait un résumé, en y ajoutant ses propres observations, pour ensuite soumettre le tout à l'appréciation de M. le maréchal commandant en chef.

En dehors du service des corps de troupe à cheval, M. Mignot, vétérinaire du 9ᵉ régiment de chasseurs, a été spécialement désigné pour donner ses soins aux chevaux de MM. les officiers supérieurs et de l'état-major de la 2ᵉ division d'infanterie : ce service consistait à aller, deux fois par semaine, passer indistinctement la revue de tous ces chevaux et prescrire, s'il y avait lieu, les mesures hygiéniques et les moyens curatifs qui pouvaient être réclamés par l'état de santé de quelques-uns d'entre eux. Dans l'intervalle de ces visites, les chevaux blessés ou indisposés étaient conduits à l'infirmerie du corps, et recevaient là tous les soins dont ils avaient besoin.

MM. Noyez et Bernard, vétérinaires au 2ᵉ régiment de hussards et au 2ᵉ régiment de chasseurs, ont été chargés du même service : le premier à la première division d'infanterie, le second à l'état-major de la division de cavalerie.

Enfin M. Bonnet, aide-vétérinaire du 5ᵉ escadron du train des équipages, a fait non-seulement partie pendant toute la durée du camp de la commission chargée de recevoir les bœufs destinés à l'abattoir, mais il a été chargé encore de diriger l'hygiène des animaux reçus et de traiter ceux qui tombaient malades. Ce double service a été l'occasion de quelques remarques qui méritent d'être signalées.

L'établissement du parc aux bœufs est situé près de la gare du Petit-Mourmelon et sur la rive gauche du chemin ; il existe dans son enceinte un puits, des auges et des mangeoires à l'usage des bœufs en réserve.

Le nombre des bœufs ou vaches au parc était de 70 à 80 par jour, nombre exigé par le cahier des charges, comme constituant un approvisionnement de cinq jours.

La consommation moyenne en viande pour le camp, du 15 juillet au 15 octobre, a été de 3939 kilogrammes par jour ; la moyenne de la viande, comme poids par bête, a été de 275 kilogrammes, de sorte que l'on a sacrifié 14 à 15 animaux par jour.

D'après les conditions d'admission, le réception des animaux à consommer s'est faite de telle sorte qu'il y avait toujours moitié bœufs et moitié vaches. Cette proportion a été rigoureusement observée.

Le choix du bétail sur pied a toujours été fait avec la plus scrupuleuse attention et, nous devons le dire, avec un discernement et une sagacité qui expliquent les résultats heureux obtenus.

Le maniement, l'âge, la conformation et l'état de santé des animaux formaient la base du jugement de la Commission ; les jeunes bêtes, qui n'avaient pas de dents persistantes ou d'adultes étaient impitoyable-ment refusées ; il en était de même des vaches âgées de plus de huit ans, et cela en raison des produits et du lait qu'elles avaient fourni et qui avaient dû, plus ou moins, altérer les qualités de la viande. La moyenne des animaux refusés a été dans la proportion de un sur cinq.

Parmi les animaux reçus, les uns, et c'était le plus grand nombre, provenaient de la Lorraine ; ils étaient de grande et de petite taille, mais généralement en bonne chair ; ils constituaient d'excellentes bêtes de boucherie. Les autres, venus de l'Alsace, avaient une taille moyenne et formaient de bons animaux de bou-cherie. Plusieurs vaches ont été aussi amenées de la Suisse ; celles-ci, bien conformées, avec un système osseux peu développé, étaient, en général, peu grasses et leur viande était de médiocre qualité. Enfin quel-ques bœufs cotentins ont été également achetés, très-grands, à charpente osseuse très-développée, à formes anguleuses très-prononcées, ils fournissaient une viande excellente et suffisamment grasse.

Tous les jours, à partir de onze heures du matin, on abattait les animaux destinés à la consommation, et la distribution en était faite de quatre à cinq heures. Presque jamais il ne restait de viande non distribuée; si cela arrivait, on avait bien soin de la laisser en quartier et de la couvrir avec des linges, afin d'en éloigner, autant que possible, les chances d'altération.

L'abatage des animaux ainsi que les distributions de la viande ont toujours été l'objet d'une surveillance incessante de la part de MM. les officiers d'administration et du capitaine de service; les plus grandes précautions, du reste, étaient prises pour que les bêtes refusées quittassent le camp, et que dépecées au dehors, leur viande ne pût pas être frauduleusement introduite dans la boucherie.

L'abattoir et la boucherie ont été constamment maintenus dans un grand état de propreté. Toutefois, nous devons dire que la salle d'abatage est trop petite et pas assez inclinée; il serait urgent de l'agrandir, d'en rendre le sol mieux approprié et d'y établir surtout un canal, une rigole recevant les détritus et les conduisant dans un grand réservoir fermé et pratiqué dans la prairie voisine.

Inutile de dire que ces renseignements nous ont été, en grande partie, fournis par M. Bonnet qui, nous le constatons avec bonheur, a apporté dans sa mission un zèle, une activité dignes des plus grands éloges, et des connaissances spéciales qui lui ont mérité plusieurs fois de vifs témoignages de satisfaction de la part de M. le sous-intendant militaire Milson.

Enfin nous terminerons ce chapitre en disant que plusieurs fois nous avons réuni en conférence tous les vétérinaires, afin d'examiner certaines questions d'hygiène et de médecine vétérinaires, qui, au point de vue du camp, présentaient un intérêt tout particulier et qui, en conséquence, devaient servir de base

aux rapports que nous devions adresser à l'autorité.
C'est ainsi que nous avons arrêté un programme d'é-
tudes, que nous avons établi un champ d'observations comprenant à la fois les influences météoro-
logiques, l'alimentation, les eaux, les modes d'attache
des chevaux, le travail et l'appréciation des diverses
maladies qui pouvaient se déclarer ; toutes questions
qui ont été à peu près résolues et qui, en définitive, for-
ment la substance principale de notre rapport d'ensemble.

Dans ces réunions, nous avons eu aussi à étudier
quelques cas pathologiques graves survenus sur les
chevaux de certains corps, nous avons cherché à en
bien apprécier les véritables causes, de manière à pouvoir leur opposer des moyens préventifs et curatifs les
plus propres à en empêcher le retour et à en rendre les
conséquences moins fâcheuses.

En résumé, ces conférences ont eu cet avantage
incontestable d'imprimer au service vétérinaire une
unité, un ensemble d'action qui, nous le croyons,
a exercé une influence favorable aux résultats géné-
raux, c'est-à-dire au bien-être et à la conservation
des chevaux. Aussi, est-ce pour nous un plaisir autant
qu'un devoir d'exprimer ici nos sincères remercîments
à tous nos collègues du camp, qui, par leur zèle, leur
savoir et leur expérience, nous ont si bien secondé dans
cette tâche.

Histoire pathologique vétérinaire du camp.

L'histoire pathologique vétérinaire du camp de Châlons a été résumée complétement dans les deux ta-
bleaux récapitulatifs ci-joints.

Le tableau n° 1 fait connaître toutes les mutations
survenues dans les infirmeries, en ce qui regarde particulièrement les maladies internes ; car nous n'y avons
compris que les blessures graves ayant déterminé la
mort ou nécessité l'abatage des chevaux ; toutes les

autres ont été comprises dans le tableau n° 2. Bien que
nous y ayons annexé les quelques maladies qui se sont
déclarées dans la division de dragons pendant le court
séjour de cette division au camp, toutes les considé-
rations, dans lesquelles nous allons entrer, ne seront
relatives qu'aux corps de troupe à cheval ayant con-
couru, dès le principe, à la composition du camp.

Les corps de troupe à cheval formaient un effectif
général de 3,560 chevaux, sur lesquels 168 seulement
ont été traités dans les infirmeries pour maladies internes. Ce qui fait, disons-le de suite, une moyenne
mensuelle de quinze malades sur mille chevaux ; chiffre relativement beaucoup moins élevé que celui qu'on
observe ordinairement dans les garnisons.

No 1. *TABLEAU récapitulatif des mutations des infirmeries vétérinaires du camp de Châlons.*
(Du 15 juillet au 15 octobre 1858.)

| DÉSIGNATION des CORPS. | Effectif des chevaux. | Entrés pendant les trois mois. | GENRE DE MALADIE. | | | | | | SORTIS | | Restaient malades au 15 octobre 1858. | OBSERVATIONS. |
			Morve.	Farcin.	Maladies des voies respiratoires.	Affections abdominales.	Maladies diverses.	Fractures.	Guéris.	Morts ou abattus.		
2e régiment de hussards. .	550	15	4	1	2	1	6	1	8	7 (1)	»	(1) 4 morveux, 4 farcineux, 1 entérorrhagie, 1 fracture.
3e régiment de hussards. .	550	18	1	1	4	7	3	2	14	4 (2)	»	(2) 1 morveux, 4 farcineux, 2 fractures.
2e régiment de chasseurs.	540	19	»	»	4	4	11	»	16	3 (3)	»	(3) 4 pleuro—pneumonie, 2 morts accidentelles, l'une d'une luxation des vertèbres lombaires à la suite d'une rencontre de deux cavaliers, l'autre d'une congestion cérébrale, à la suite d'un choc contre une barrière.
9e régiment de chasseurs.	544	27	3	»	6	13	4	1	20	7 (4)	»	(4) 3 morveux, 4 morts accidentelles, fracture, paraplégie, congestion cérébrale, luxation des vertèbres du cou, tous accidents déterminés par des chutes dans une sablière et aux courses.
Artillerie.	926	56	1	»	34	5	15	1	47	6 (5)	3	(5) 1 morveux, 4 fracture, 4 congestions pulmonaires accidentelles dans une manœuvre.
Train des équipages. . . .	450	33	11	»	40	6	5	1	14	16 (6)	3	(6) 11 morveux, 4 fracture, 4 tumeur charbonneuse, 4 entérorrhagie, 2 épuisement général.
Totaux.	3560	168	20	2	60	36	44	6	149	43	6	
Division de dragons. . . .	2230	4	»	»	»	»	2	2	2	2	»	

Sur ce nombre de malades, vingt-deux ont été abattus pour morve et farcin, et appartiennent en grande partie à l'escadron du train des équipages, puisque ce corps y figure pour moitié, et cela, comme nous l'avons déjà dit, par suite de circonstances exceptionnelles que nous faisons connaître plus loin ; soixante ont été atteints de maladies des voies respiratoires, au nombre desquelles se trouvent douze cas de congestions pulmonaires qui se sont exclusivement déclarées sur des chevaux de l'artillerie, et ont été déterminées par des causes entièrement accidentelles. En effet, les chevaux d'artillerie, dont l'état sanitaire avait été jusqu'au 13 septembre extrêmement remarquable, ont eu à la suite de la grande manœuvre, du 14 de ce mois, douze malades dont quatre sont morts le jour même ou le lendemain ; les autres, bien que très-sérieusement attaqués, ont résisté cependant et même, grâce au traitement énergique et rationnel employé par les vétérinaires, grâce aux soins dont ils ont été entourés, ils se sont assez promptement rétablis. La nature de ces affections, que nous avons pu nous-même apprécier par l'examen des animaux malades et par les lésions morbides trouvées aux autopsies, ne laisse aucun doute sur leurs causes déterminantes. Ces chevaux, très-ardents, presque tous attelés aux pièces comme porteurs, ayant eu à parcourir à des allures rapides, des distances assez grandes (1000 à 1200 mètres), et cela au milieu d'une atmosphère brûlante raréfiée, se sont trouvés dans des conditions extrêmement défavorables ; chez eux la respiration est devenue haletante, l'hématose a été incomplète, la circulation, très-active d'abord, s'est ensuite embarrassée ; le sang s'est porté en grande abondance dans les organes les plus vasculaires, les plus excités aux poumons, au cœur et à la moelle épinière, d'où il est résulté une paraplégie et des congestions pulmonaires vulgairement appelées *coups de chaleurs.* Une seule chose nous a étonné, c'est que le nombre de ces accidents n'eût pas été plus grand ; car si le cheval d'artillerie, avec sa conformation relativement un peu lourde, est résistant à la fatigue, c'est à la condition qu'il n'aura pas à supporter trop longtemps une allure très-vive ; ainsi il parcourra bien impunément 200 à 300 mètres au galop, en temps ordinaire ; mais il souffrira et il y succombera même s'il doit franchir à la même allure 1000 à 1200 mètres, lorsque surtout l'air est raréfié par une haute température. Cette manière de voir a été du reste parfaitement appréciée par M. le commandant en chef, qui a pris toutes les dispositions nécessaires pour que ces accidents ne se renouvelassent plus.

Les autres affections des voies respiratoires, à l'exception d'une pleuro-pneumonie qui s'est déclarée sur un cheval du 2ᵉ régiment de chasseurs le jour même de son installation, et qui n'ayant pas pu être traitée dans de bonnes conditions, faute d'abri, a eu une terminaison funeste, toutes les autres maladies, disons-nous, ont consisté dans des inflammations des muqueuses nasale et bronchique, qui ont cédé promptement aux moyens employés pour les combattre.

A la colonne des affections abdominales figurent vingt chevaux mis à part pour inappétence, sans présenter par ailleurs aucun caractère pathognomonique bien tranché de maladie. Quelques jours de barbotages, dans lesquels on a ajouté du sel de nitre ou du sulfate de soude, ont suffi pour les ramener à un bon état de santé. Sont aussi compris dans cette colonne dix chevaux atteints d'indigestions simples, quatre de légères coliques et deux d'indigestions compliquées d'entérorrhagie. Ces deux derniers, appartenant au 2ᵉ régiment de hussards et à la 2ᵉ compagnie du train, ont succombé, malgré les moyens rationnels employés.

Aux maladies diverses sont rangées plusieurs affections accidentelles qui méritent d'être mentionnées :

1° Au 15 août, un feu d'artifice ayant été tiré à une certaine distance du camp de cavalerie, un grand nombre de chevaux effrayés brisèrent leurs liens d'attache et s'échappèrent à travers la plaine. Trois du

9ᵉ régiment de chasseurs se dirigèrent en arrière du camp et vinrent se précipiter dans une sablière profonde de trois mètres ; l'un de ces chevaux fut atteint d'une fracture de la cuisse et fut abattu ; l'autre eut une luxation des reins, suivie d'une paraplégie mortelle ; enfin le troisième fut trouvé le lendemain matin ayant un œil crevé et une tumeur assez forte à la tempe du même côté ; il succomba quelques heures après d'une congestion cérébrale ;

2° A la manœuvre du **14** septembre, deux cavaliers dans une charge, courant en sens opposé, se heurtèrent violemment ; les deux hommes furent lancés à terre, et n'eurent cependant aucune lésion grave ; l'un des chevaux au contraire mourut sur place d'une fracture d'une vertèbre lombaire ;

3° Au steeple-chase qui fut couru par les officiers du camp, en présence de Sa Majesté l'Empereur, un cheval monté par un officier du 9ᵉ régiment de chasseurs fit, au saut du double fossé, une chute dans laquelle il se luxa une des vertèbres cervicales, et il en mourut presque de suite ;

4° Un cheval du 2ᵉ régiment de chasseurs s'étant échappé la nuit, vint se heurter le front contre une barrière, près de laquelle il fut trouvé mort le lendemain d'une congestion cérébrale ;

5° Enfin un cheval du 2ᵉ régiment de hussards fit une chute violente sur un piquet qui servait à fixer la corde, lequel piquet pénétra profondément dans les muscles de la cuisse et intéressa gravement l'articulation coxo-fémorale. Ce cheval mourut des suites de cette blessure, après deux mois de traitement ; l'articulation était le siége d'une inflammation ulcérative qui avait détruit une partie des ligaments et des cartilages d'encroûtement.

Les six fractures consignées dans le tableau ont été déterminées par des coups de pied ; elles étaient toutes complètes et elles avaient leur siége sur un des rayons des membres antérieurs ou postérieurs.

Au total des **168** malades traités dans les infirmeries

119 ont été guéris et 43 sont morts ; mais nous devons
dire qu'indépendamment des pertes accidentelles que
nous avons signalées et qui s'élèvent au chiffre de 16,
le reste de la mortalité a été en grande partie sup-
portée par les chevaux de la première compagnie du
train. C'est donc ici le moment d'indiquer par quelle
suite de circonstances les chevaux de cette compagnie
ont été si maltraités, et pour cela nous ne saurions
mieux faire que de reproduire en partie le rapport
que nous avons adressé, dans les premiers jours de
septembre, à M. le maréchal commandant en chef,
pour lui rendre compte des résultats de la mission dont
Son Excellence nous avait spécialement chargé près de
ce corps.

Dans ce rapport, nous avons constaté que parmi les
204 chevaux composant l'effectif de la première compagnie du 5ᵉ escadron du train des équipages, 69 seulement avaient un embonpoint satisfaisant, 115 très-
maigres, chez lesquels on remarquait un poil terne,
un pouls petit et misérable, une couleur jaune safranée
ou blafarde des muqueuses apparentes, offraient des
signes évidents d'une grande débilité et de modifications fàcheuses survenues dans leur économie ; que
16, avec un embonpoint variable, présentaient un en-
gorgement plus ou moins sensible des ganglions sous-
glossiens, une pituitaire pointillée jaunàtre ou d'une
couleur plombée, tous caractères qui indiquent que
ces animaux portaient en eux une prédisposition mar-
quée aux affections lymphatiques, à la morve particulièrement. C'est pourquoi nous avons jugé qu'il était
prudent de les faire mettre à part pour les soumettre à
un régime particulier que nous indiquons et pour les
rendre l'objet d'une surveillance incessante, afin d'être
à même de saisir au début les premiers symptômes des
maladies qui pourraient se manifester ; enfin nous
avions reconnu que quatre chevaux pouvaient être
considérés comme suspects de morve et devaient être
immédiatement envoyés à l'infirmerie pour y subir un
traitement spécial et éviter toute chance de contagion.

D'un autre côté, nous faisions observer à Son Excellence que ce résultat, très-regrettable sans doute, ne constituait pas cependant un fait nouveau qu'on pût attribuer aux circonstances hygiéniques du moment ; que déjà nous l'avions précédemment signalé comme formant une exception à l'état sanitaire général des chevaux du camp de Châlons, et nous en avions même indiqué sommairement les causes principales. Voici, sous ce rapport, ce que nous répétions : Les chevaux de cette compagnie, depuis le mois de juin 1857, avaient été mis à la disposition du génie pour le transport de l'immense matériel nécessaire à l'établissement du camp et aux nombreuses constructions qui y ont été faites. Ces animaux ont supporté ainsi un travail moyen de huit heures par jour, sans repos aucun, pas même le dimanche, et cela pendant plus d'un an; ensuite, placés par fraction chez le cultivateur, dans les villages environnant le camp, ils ont échappé pour ainsi dire à toute surveillance et n'ont certainement pas reçu tous les soins dont ils avaient besoin. Ces fatigues à la longue ont dû nécessairement imprimer à leur économie de très-fâcheuses modifications qui ont eu pour résultat définitif de diminuer leurs forces, leur résistance, et de produire un épuisement que le repos seul pouvait réparer ; alors, quoi d'étonnant que ces animaux ensuite exposés au bivouac, malgré un travail plus régulier, beaucoup moins pénible, malgré une bonne nourriture, subissent enfin les conséquences des fâcheuses conditions dans lesquelles ils ont si longtemps été placés. Tout cela était facile à prévoir pour qui connaît la somme de travail que peut impunément supporter le cheval.

Suivaient ensuite les prescriptions prophylactiques et curatives que nous conseillions pour entraver les accidents dont la plupart de ces chevaux étaient menacés et dont voici les principales :

1° Mettre à part tous les chevaux signalés comme ayant une prédisposition aux affections lymphatiques; ces chevaux, exempts momentanément de tout service, seront promenés au pas; ils recevront mélangés à leur ration d'avoine trente grammes de poudre de gentiane par jour et par cheval; leurs fourrages seront à chaque repas arrosés d'eau salée. Le vétérinaire de service en passera la visite tous les jours, de manière à pouvoir indiquer ceux qui pourraient rentrer dans le rang et ceux au contraire dont l'état réclamerait un traitement local et un isolément plus complet;

2° Donner à tous les chevaux de la première compagnie dix grammes de chlorure de sodium qu'on mélangera directement à la ration d'avoine; la visite de ces animaux sera passée trois fois par semaine par les vétérinaires, et leur travail sera diminué, autant que possible, suivant les strictes exigences du service. Les autres prescriptions étaient plus spécialement relatives aux précautions à prendre pour éviter toutes les chances de contagion.

Maintenant, disons que depuis cette mission, après un mois de repos et de traitement, à l'exception de six chevaux, de ceux-là même que nous avions regardés comme suspects, qui ont été encore abattus pour morve, tous ces chevaux ont repris de l'embonpoint, de l'énergie et une grande gaîté; que chez eux les signes de débilité, d'épuisement, avaient complétement disparu et qu'ils ont pu reprendre leur service sans le plus petit danger.

En résumé de tout ce qui précède, il résulte évidemment que, si déjà le nombre des maladies est relativement très-faible, aucune de celles-ci n'a été déterminée par des influences inhérentes au bivouac, c'est-à-dire à l'exposition des chevaux à toutes les intempéries de l'atmosphère; mais que toutes au contraire sont dues à des causes particulières qui se rencontrent partout, aussi bien en garnison qu'au camp.

D'un autre côté, on sera forcé de convenir que, si on fait exception des seize pertes accidentelles signalées, si on tient compte des conditions exceptionnelles dans lesquelles se sont trouvés les chevaux de la 1re compagnie du 5e escadron du train, la mortalité se réduit à un chiffre très-insignifiant, bien inférieur à celui qu'on observe ordinairement. Mais en ne faisant même aucune exception, en acceptant le chiffre quarante-trois comme étant la mesure véritable de l'état sanitaire des chevaux du camp, on arrive encore à une conclusion assez avantageuse, puisque quarante-trois pertes sur un effectif de 3,560 chevaux donnent pour trois mois une proportion de douze sur mille, résultat assez heureux et qui ne diffère pas de la moyenne établie depuis plusieurs années pour les chevaux de l'armée de l'intérieur. Toutefois, hâtons-nous de dire que, quant à présent, nous sommes loin de conclure d'une manière absolue à ce sujet, car nous savons qu'avant de se prononcer définitivement sur les influences plus ou moins fâcheuses que le bivouac a pu exercer sur la santé des chevaux, il faut attendre plusieurs mois encore, afin de bien s'assurer que les animaux qui y ont été exposés n'y ont pas contracté des dispositions maladives qui pourraient ultérieurement se déclarer par l'application de différentes affections.

Nº 2.   *TABLEAU récapitulatif des chevaux indisponibles pour causes diverses au camp de Châlons.*
Du 15 juillet au 15 octobre 1858.

DÉSIGNATION des corps.	Effectif des chevaux.	Nombre des indisponibles.	CAUSES D'INDISPONIBILITÉ.							Sortis guéris.	Restaient indisponibles au 15 octobre 1858.	OBSERVATIONS.
			Blessures par la selle.	Blessures par le harnachement.	Coups de pied.	Blessures par l'entrave.	Blessures par la corde.	Blessures par la longe.	Boiteries.			
2ᵉ régiment de hussards.	550	458	30	»	27	31	22	29	49	445	43	
3ᵉ régiment de hussards.	550	269	90	»	70	25	50	»	34	235	34	
2ᵉ régiment de chasseurs	540	220	32	»	47	50	64	»	27	200	20	
9ᵉ régiment de chasseurs.	514	489	45	»	61	30	54	»	29	473	46	
Artillerie.	926	491	89	90	401	43	58	63	45	459	32	
Train des équipages. . . .	450	456	40	46	30	45	30	35	20	438	48	
Totaux.	3560	4483	266	406	336	494	278	429	474	4350	423	
Division de dragons. . . .	2230	439	22	»	59	»	»	21	37	95	44	26 morsures à la tête légères et promptement guéries.

Indépendamment du tableau précédent, nous avons cru devoir en établir un second dans lequel figurent par régiment, tous les chevaux qui, pour des causes diverses, ont été rendus indisponibles, pendant un temps plus ou moins long. Ce tableau présentera un certain intérêt, en ce qu'il nous fournira l'occasion de faire, sur certaines blessures, quelques remarques importantes, au double point de vue du campement et de la chirurgie vétérinaire militaire.

Sur un effectif de 3,560, 1483 chevaux ont été rendus indisponibles, pendant la durée du camp, avec une durée de traitement très-variable, suivant le motif de l'indisponibilité.

Parmi ces animaux, 266 y sont désignés comme ayant été blessés par la selle ou ses accessoires. Toutes ces blessures prises au début ont généralement présenté peu de gravité. Les œdèmes et les tumeurs plus ou moins aiguës du garrot, du dos et des lombes, ont presque toujours cédé au bout de quelques jours aux lotions astreingentes, aidées de la compression ; les solutions de poudre de knaupe ont été surtout dans ces cas très-efficaces. Lorsque ces blessures résistaient à ces moyens, on avait recours comme pour les tumeurs phlegmoneuses aux applications d'onguent vésicatoire, réitérées une ou deux fois, s'il y avait lieu, et cela le plus souvent avec succès. Cet onguent, ou produisait la résolution de la tumeur, ou provoquait la formation d'un abcès de bonne nature, que la ponction et les pansements excitants ont toujours amené à une prompte et heureuse terminaison. Quelques maux de garrot dissimulés pendant un ou deux jours par les cavaliers ont présenté une certaine gravité, et ont nécessité un traitement plus complexe et plus persévérant ; ainsi on a été obligé de faire usage des débridements, des contr'ouvertures et de la cautérisation potentielle : la liqueur de Villate était de préférence employée à toute autre solution caustique. Disons cependant que toutes ces petites opérations n'ont été utilisées qu'avec la plus

grande réserve, et lorsque leur emploi était impérieusement commandé.

Les kistes ou les tumeurs enkistées ont été traités
avec un plein succès, au moyen des applications vésicantes plus ou moins renouvelées. Cependant, lorsqu'ils étaient un peu volumineux, on donnait écoulement au liquide séreux par une très-petite ouverture,
pratiquée au point le plus bas, et on recouvrait le tout
d'une forte couche d'onguent vésicatoire ; de cette manière on est toujours arrivé à en obtenir la guérison au
bout de dix à quinze jours.

Le surfaix dont on se servait pour fixer la couverte
sur le dos des chevaux a été la cause de blessures généralement très-légères, mais extrêmement fréquentes,
et qui n'en nécessitaient pas moins une exemption de
service de plusieurs jours. Afin d'éviter ces inconvénients, on a eu d'abord recours à des tresses de paille
qu'on plaçait entre la couverture et le surfaix : mais le
plus souvent, ce moyen était complétement inutile, car
les chevaux ne tardaient pas à arracher les tresses pour
les manger ; ce que voyant, le vétérinaire du 9ᵉ régiment de chasseurs eut l'idée de placer entre les doubles
de la couverte, une couche de paille qui ne pouvait
être saisie par les chevaux, et qui remplissait assez bien
le but qu'il se proposait ; mais cela demandait de la
part des hommes, et du temps, et certaines précautions
dont ceux-ci n'hésitaient pas à s'affranchir : aussi pen-
sons-nous qu'il y aurait avantage à rembourrer tous
les surfaix.

Cent six chevaux de l'arme de l'artillerie et du
train des équipages ont été blessés par les différentes
pièces des harnais, mais, en général, d'une manière
très-légère. La seule remarque intéressante à faire,
c'est qu'au camp, il a été péremptoirement démontré
que la bricole qui a été substituée au collier, dans quelques batteries d'artillerie, a offert, sous le rapport des
blessures, un avantage extrêmement grand; avec ce
système de tirage, les blessures étaient rares et presque
toutes insignifiantes.

Les coups de pied, au nombre de 336, de toutes les causes d'accidents ont été les plus fréquentes et, sans contredit, les plus graves, quel qu'ait été le mode d'attache employé. Le même fait s'était déjà produit en 1857, et il se reproduira toutes les fois que les chevaux seront exposés au bivouac ou réunis sans être séparés par des barres. M. Broquet, aide-vétérinaire aux dragons de la garde, ayant été à même d'apprécier, en Crimée, combien de chevaux étaient devenus indisponibles par suite de ces accidents, a pensé qu'il y aurait, sous ce rapport, un grand avantage à limiter les mouvements des membres postérieurs des chevaux par un moyen quelconque ; en conséquence, il a fait confectionner une paire d'entraves qui puissent se placer convenablement au-dessus des jarrets, et il a eu l'idée de relier ces entraves entre elles au moyen d'une courroie, qui maintiendrait les membres à leur distance normale, tout en s'opposant à ce que le cheval pût donner les coups de pied de côté, si fréquents et si dangereux dans les rangs. Après les avoir essayés sur quelques chevaux tranquilles, il nous les a adressées au camp, en nous priant d'en faire quelques applications, et voici ce que nous avons observé : c'est que l'application seule de ces liens demande d'abord d'assez grandes précautions, afin d'habituer petit à petit les chevaux à les supporter ; d'un autre côté, les chevaux qui en sont pourvus, attachés d'autre part à la corde, éprouvent d'assez grandes difficultés pour se coucher et se relever, et sont ainsi très-exposés à des chutes qui au bivouac peuvent être très-dangereuses. Si les animaux, avec ces entraves, ne peuvent plus, il est vrai, donner de coups de pied de côté, ils peuvent toujours ruer et blesser encore les chevaux qui les entourent, ensuite la confection de ces objets nous paraissant assez difficile et coûteuse, et formant un tout assez lourd et assez embarrassant, nous ne pensons pas qu'on puisse avantageusement les utiliser d'une manière générale ; on pourrait seulement y avoir recours pour les chevaux reconnus comme très-méchants et très-turbulents.

Quoi qu'il en soit, les coups de pied légers ont été facilement guéris par les lotions astringentes, et les graves par les applications vésicantes, plus ou moins réitérées.

L'entrave à anneau fixe, qui a été mis à la disposition des régiments, et qui, comme nous l'avons déjà dit, était très-mal faite et très-peu résistante, a occasionné 194 blessures, toutes très-légères.

La colonne suivante du tableau, n° 2, comporte 278 blessures par la corde, véritables enchevêtrures qui ont été d'autant plus fréquentes et plus graves, que la corde était moins tendue, moins bien fixée en terre, et que le cheval était plus libre de ses mouvements. C'est pourquoi nous avons préconisé un système d'attache dans lequel la corde ne pût jamais être soulevée de terre par le cheval (voir l'article spécial à l'attache des chevaux au bivouac).

Les chevaux blessés par la longe sont au nombre de 129, et ils se sont fait remarquer seulement dans les corps qui, concurremment avec l'entrave, ont eu recours à ce second mode d'attache. Plusieurs de ces blessures ont été profondes et ont exigé un traitement très long, bien que très-simple.

Enfin, les boiteries envisagées comme causes d'indisponibilité ont été assez nombreuses (174) et de nature différente ; les plus fréquentes avaient leur siége dans les tendons fléchisseurs des membres de devant ; des frictions irritantes et surtout vésicantes, aidées par une ferrure méthodique en obtenaient une assez facile guérison ; celles qui existaient dans le pied étaient dues à des bleimes, à des scimes, ou à des clous de rue, ou à une mauvaise conformation de cette région. Dans le cas de talons serrés, dans le cas d'encastelure, l'emploi du désencasteleur de Jarrié a obtenu de très-bons résultats ; nous-même nous y avons eu recours plusieurs fois, et presque toujours avec succès. Nous citerons deux faits très-remarquables : un des chevaux de M. le général Ducros, de race anglo-normande, très-fatigué, avait les pieds antérieurs tellement rétrécis, que les côtés de la paroi étaient devenus presque perpendiculaires au sol, et que les fourchettes étaient complétement atrophiées. Ce cheval, en outre, marchait avec une très-grande difficulté, et il butait pour ainsi dire à chaque pas, en sorte que M. le général Ducros avait dû cesser de le monter. Après une première ferrure au moyen du désencastelleur, la marche de ce cheval a été beaucoup plus libre et plus sûre; au sortir de l'écurie, on remarquait encore un peu de gêne qui disparaissait bientôt après le plus petit exercice; enfin, l'amélioration était tellement prononcée et évidente, que, dès ce moment, M. le général n'hésita plus à s'en servir et à l'utiliser avec sécurité dans toutes les manœuvres. Au bout de trois ferrures, les pieds s'étaient complétement modifiés et avaient repris leur conformation et leurs dimensions normales.

Le deuxième fait est relatif à un des chevaux de M. le colonel Berthier, commandant le 86ᵉ de ligne. Cet animal, de race arabe, boitait tantôt d'un pied antérieur, tantôt de l'autre, par suite d'un resserrement très-sensible des talons. M. le colonel Berthier, ayant été témoin du résultat heureux obtenu sur le cheval de M. le général Ducros, vint nous prier de faire ferrer son cheval au moyen du désencastelleur. Une seule ferrure suffit encore ici pour faire cesser non-seulement toute boiterie, mais pour donner au cheval une sûreté d'appui, une liberté de mouvements que celui-ci avait perdues depuis bien longtemps.

Sur le nombre total de 1483 chevaux blessés ou indisponibles pour causes diverses, 1350 ont été guéris, et 133 restaient encore en traitement à la levée du camp.

Nous terminerons ce rapport, peut-être un peu long, par quelques réflexions qui en seront les conclusions générales :

Si la vaste plaine du canton de Suippe, circonscrit par les villages du Grand Mourmelon, du Mourmelon Petit, de Livry, Bouy, Vadenay, Suippe, Jonchery,

Saint-Hilaire, à cause de son terrain essentiellement crayeux, très-perméable, à cause de l'air pur et vif qu'on y respire, à cause des bonnes qualités des eaux qu'elle produit abondamment, forme un emplacement on ne peut plus favorable à l'établissement d'un camp d'instruction ; si les observations faites, en 1857 et en 1858, sur l'état sanitaire général des hommes et des chevaux, ont confirmé en tous points cette opinion, il est vrai aussi de dire que, pendant ces deux années, on a été favorisé par un temps admirable tout à fait exceptionnel. En aurait-il été de même, si des pluies abondantes et continuelles fussent survenues ? Nous n'osons le croire, en ce qui regarde toutefois les chevaux exposés en plein air ; et sans vouloir préjuger cette question sur laquelle l'expérience ne s'est pas encore prononcée, nous serions cependant porté à penser que les chevaux n'eussent pas aussi impunément supporté une atmosphère humide, froide et pénétrante, et que peut-être des maladies graves se fussent déclarées et eussent occasionné de grands désastres. En prévision donc de ces malheureuses circonstances, nous n'hésitons pas à dire qu'il serait sage de barraquer tous les chevaux, d'autant plus que les barraques auraient cet autre immense avantage d'éviter les blessures nombreuses et souvent très-graves, qui ont été les conséquences inévitables des différents modes d'attache mis en usage. Pour se convaincre de cette vérité, il suffira de se rappeler le grand nombre de chevaux devenus indisponibles par suite de ces blessures, et que, sur 43 chevaux morts ou abattus pendant la durée du camp, 16 ont été perdus à la suite de coups de pied reçus à la corde ou de chutes survenues lorsque les animaux parvenaient à se détacher ; tandis que les chevaux de MM. les officiers, au nombre de 350 à peu près, et qui étaient barraqués, n'ont pas donné lieu à une seule perte, seulement à quelques blessures ou accidents indépendants des systèmes d'attache. Une objection qu'on ne manquera pas de faire, c'est qu'en faisant bivouaquer les chevaux, on habitue en même temps les hommes à cette manière d'être et de faire. Mais est-il besoin, pour arriver à ce résultat, de prolonger le bivouac pendant toute la durée du camp? Ne pourrait-on pas exposer en plein air et à tour de rôle les chevaux de chaque régiment, en utilisant surtout le mode d'attache que nous avons indiqué comme étant celui qu'on doit préférer en campagne?

Les dépenses qu'occasionnerait la construction des barraques seraient, selon nous, largement compensées par le moins de pertes que les régiments éprouveraient, et par une consommation infiniment moindre de tous les objets nécessaires à l'installation des chevaux au bivouac.

Le Vétérinaire principal,

A. GOUX.

Approuvé par la Commission d'hygiène hippique,

Le Général de division Président,

BOUGENEL.

www.ingramcontent.com/pod-product-compliance
Lightning Source LLC
LaVergne TN
LVHW021752060726
842528LV00003B/915